Tabata

Stoffwechsel anregen

Fit und schlank mit der HIIT Methode Fett verbrennen und kinderleicht in 14 Tagen 5 Kilo abnehmen

inklusive 50 Tabata Übungen und Ernährungspläne

von Juicydaily

1. Auflage

ISBN: 9781099337147

Inhalt

Einleitung

Tabata ist *der* neue Sporttrend aus den USA. Und das nicht ohne Grund!

Mit der Tabata Methode kann man nicht nur sein Fitnesslevel in kürzester Zeit erheblich steigern sondern auch ganz einfach abnehmen und schnell zu seiner Wunschfigur kommen.

Wenn du wissen möchtest, ob diese Sportart zu dir passt, dann beantworte folgende Fragen.

- Willst du deine Fettverbrennung aktivieren, fitter werden und das Beste aus dir herausholen?

- Suchst du eine Sportart, bei der man viel abnimmt *und* die dir Spaß macht?

- Hast du aber nur wenig Zeit für Sport und keine Lust auf eintönige Diäten mit Jo-Jo-Effekt?

Wenn deine Antwort mindestens ein Mal „ja" lautet, dann ist der Tabata-Trend genau das Richtige für dich.

Lerne wie man sich mit dem Tabata Prinzip blitzschnell seinen „beach body" formt und das in einem nur 4-minütigen Training. In diesem Ratgeber erfährst du die Vor- und Nachteile von Tabata, wie es funktioniert und erhältst neben den praktischen Tabata Trainingsplänen für Beginner & Fortgeschrittene auch einen 14-tägigen Ernährungsplan, der es dir möglich macht 5 kg in nur 14 Tagen abzunehmen.

Nutze unbedingt die neue Tabata Methode wie viele andere Menschen, darunter auch etliche Prominente. Tabata definiert nicht nur deinen Körper sondern regt deinen Fettstoffwechsel an. So kannst du, egal ob Frau oder Mann, ob Beginner oder Fortgeschrittener, sehr schnell viel abnehmen und vor allem lästige Fettpölsterchen loswerden.

Das Tabata Training beseitigt in Kürze die typischen Problemzonen bei Frauen wie Oberschenkel, unterer Bauch, Oberarme usw. und zaubert auch den „Bierbauch“ des Mannes in einen knackigen Sixpack! Mit diesem Training verpasst du dir auf jeden Fall den letzten Schliff und kannst dich endlich gelassen und zufrieden im Spiegel betrachten.

Es macht übrigens nicht nur schlank, sexy sondern auch Spaß! Über seine Grenzen zu gehen, aktiviert unheimlich viel Energie in einem. Und das Tabata Training ist wirklich intensiv.

In diesem hilfreichen Buch lernst du...

... wie die Tabata-Methode funktioniert und was die Vor- und Nachteile sind

... für wen Tabata geeignet ist und warum man damit so schnell abnimmt

... 50 Tabata Übungen kennen, die du sofort ausprobieren kannst und die besten Geheimtipps zum Abnehmen

... wie du dich für eine optimale Fettverbrennung ernähren solltest inklusive leckere Rezepte & Tipps zum Abnehmen

...und wie du es schaffst 5 kg in nur 14 Tagen zu verlieren.

Lasse nicht noch mehr Zeit vergehen sondern probiere das Tabata Workout jetzt aus. Überwinde deinen inneren Schweinehund mithilfe dieses Ratgebers und profitiere von all den Vorteilen des Trainings.

Beim Lesen der folgenden Kapitel wünsche ich dir viel Spaß. Eines ist sicher: nach diesem Buch wirst du dich von deinem Hüftspeck,

Bauchfett und allen anderen ungeliebten, überschüssigen Pfunden schnell verabschieden! Beginne noch heute, dir deinen Traumkörper zu formen mit diesem Tabata Sport- und Ernährungsplan!

Was ist Tabata & wie funktioniert es?

Tabata ist ein höchst intensives Intervalltraining. Die Intervalle wechseln sich mit Be- und Entlastungen ab. Ein Tabata Training besteht aus sich wiederholenden Belastungsphasen und Pausen. Dabei ergibt die gesamte Belastungs- also Trainingszeit 4 Minuten. Deshalb ist ein Tabata Training so zeitsparend. Natürlich kommen noch die Auf- und Abwärmphase dazu, die zu jedem Training gehören und die man keinesfalls auslassen sollte.

Tabata ist außerdem definiert als eine HIIT-Methode. HIIT steht für „High Intense Interval Training“. Die deutsche, sinngemäße Übersetzung dessen lautet “Intervalltraining von hoher Intensität”.

Tabata funktioniert so, dass man beim Training in den anaeroben Bereich gelangt beziehungsweise dem Körper nur wenig Pausen gönnt. 20 Sekunden lang dauert eine Übung, bei der man bis an seine Grenzen gehen sollte. Danach hat man 10Sekunden Pause und kurz Zeit sich auszuruhen. Diese Be- und Entlastung wiederholt man acht Mal. Ein Tabata Training besteht somit aus 8 Intervallen. Bei einer Kraftübung zum Beispiel dem Drücken von Hanteln sollte man in den 20 Sekunden der Ausführung das Hanteldrücken so oft wie möglich wiederholen. Bei einem Ausdauertraining zum Beispiel dem Sprinten sollte man in den 20 Sekunden so schnell wie möglich laufen.

Was ist HIIT?

Im vorherigen Kapitel erklärte ich bereits, dass es sich bei dem Trendsport Tabata um eine HIIT-Methode handelt. HIIT und Tabata weisen eine hohe Ähnlichkeit miteinander auf. Auch beim HIIT Training wechseln sich Belastungs- mit Ruhephasen ab. Dabei ist die Belastung sehr hoch und die Ruhephasen sind sehr kurz, sodass der Körper sich nie ganz ausruhen kann in diesen.

Das HIIT Training hat seinen Ursprung im Laufsport. Ein bekannter Sportler namens Emil Zátopek trainierte nach der HIIT Methode und hob sich mit deren Hilfe stark von seiner Konkurrenz ab. So wurde er bekannt und in Zusammenhang gebracht mit dieser Methode.

HIIT ist für Anfänger und Fortgeschrittene geeignet. Beginner sollten allerdings ihr HIIT

Training anfangs entsprechend schonend gestalten, sodass es sie nicht überfordert. Ein Vorteil dieser Methode ist, dass man den Schwierigkeitsgrad beziehungsweise die Intensität selbst festlegen kann.

Unterschied zwischen Tabata & HIIT

HIIT ist im Gegensatz zu Tabata ein Training mit länger andauernden Intervallen. Typisch für ein Tabata Intervall ist die Dauer von 20 Sekunden. Beim HIIT Intervall sind es 30 Sekunden bis sogar ganze zwei Minuten.

Außerdem wird sich beim HIIT weniger stark belastet, da die Übungsintervalle ja auch von größerer Zeit sind (sie dauern ca. ein bis zwei Minuten länger).

Auch die Pausen sind von größerer Dauer beim HIIT. Oft dauern diese genauso lange wie die Belastungsphase selbst an.

Für ein HIIT Training braucht man normalerweise 20-40 Minuten Zeit.

Für wen ist Tabata geeignet?

Vorab möchte ich erwähnen, dass eine ärztliche Untersuchung ratsam ist bevor du nach der Tabata Methode trainierst. Das solltest du unbedingt durchziehen um gesundheitliche Probleme vorher auszuschließen und deinen Kreislauf beziehungsweise dein Herz auf die Funktionsweise „checken“ zu lassen.

Ansonsten ist das Training für Frauen & Männer gleich gut geeignet. Auch Beginner können in diese trendige Sportart einsteigen, sollten es allerdings sehr langsam angehen und vielleicht noch nicht sofort „Vollgas“ geben bei den Übungen. Eine gute Grundausdauer ist aber Voraussetzung für das Tabata Training!

Vor allem die Ausdauer wird beim Tabata Training verbessert. Die Muskelkraft wird ebenfalls intensiviert, aber dies ist nicht vergleichbar mit zum Beispiel Krafttraining an Geräten im Fitnessstudio, wo auf Maximalkraft trainiert wird. Die Muskeln werden eher definiert und nicht aufgepumpt. Deshalb ist Tabata für Männer UND FRAUEN sehr gut geeignet.

Zudem ist der Trend vor allem solchen Personen zu empfehlen, die schnell und viel abnehmen wollen, wenig Zeit für Sport haben und nicht unbedingt ins Fitnessstudio gehen möchten um zu trainieren.

Vor- und Nachteile von Tabata

Einer der größten Vorteile von Tabata ist die Zeitersparnis. Dies ist ein Grund, warum sich sehr viele für ein Tabata Workout entscheiden. Sie üben lieber für eine kurze Zeit höchstintensive Übungen aus anstatt ein einstündiges Training durchzuführen von mittlerer Intensität. Der Trend ist also optimal geeignet für Berufstätige und Menschen mit wenig Zeit. Außerdem profitierst du bei Tabata von einer Geldersparnis. Du brauchst keine teuren Beiträge für ein Fitnessstudio bezahlen sondern kannst die Tabata Übungen einfach zuhause oder draußen durchführen. Nur wer möchte kann sich mit geeignetem Zubehör ausrüsten um bestimmte Workouts durchzuführen. Für die meisten Übungen wird kein Equipment benötigt. Ein weiterer entscheidender Vorteil ist der Nachbrenneffekt beziehungsweise die erhöhte Fettverbrennung im Allgemeinen. Bei dieser Sportart wird in kurzer mehr Fett verbrannt als bei anderen. Somit erfüllt er die Voraussetzungen und ist ideal für Personen, die schnell und einfach Fett abbauen und abnehmen möchten.

Tabata hat an sich keine Nachteile außer dass es ein höchstintensives Training ist und somit anstrengender als andere. Aber genau das kann auch ein Spaßfaktor sein, es liegt also im Auge des Betrachters. Auf jeden Fall fordert es, dass man sich total verausgabt und an seine Grenzen geht. Mag sein, dass es dir an manchen Tagen schwer fällt.

Warum nimmt man mit Tabata so leicht ab?

Auf der einen Seite profitiert man beim Tabata davon, dass man während des Workouts viel mehr Kalorien verbrennt als bei einem gewöhnlichen Training. Da das Tabata Training höchst intensiv und anstrengend ist, verbrennt der Körper dabei auch mehr Kalorien.

Auf der anderen Seite macht man sich zusätzlich den sogenannten Nachbrenneffekt zu Nutze. Er besagt, dass man noch Stunden nach dem Training weiterhin vermehrt Kalorien verbrennt. Der Grund für diesen positiven Effekt ist die hohe Intensität des Tabata Trainings.

Tabata-Ernährung zum Abnehmen

Proteine

Optimal sind 1-2 Gramm Proteine pro Kilo an Körpergewicht. So kannst du dir einfach berechnen, wie viel Eiweiß du benötigst. Dadurch ergeben sich individuelle und genaue Werte.

Genügend Eiweiß zu sich zu nehmen ist nicht nur beim Muskelaufbau wichtig sondern auch für Ausdauersportler und generell.

Fette

Der Körper benötigt Fette um Fett abbauen zu können. Außerdem sind sie wichtig für einen gesunden Körper. Spare also nicht zu sehr bei den Fetten, aber achte darauf, dass du statt gesättigte ungesättigte Fette zu dir nimmst.

Zum Abnehmen empfiehlt es sich für Frauen & Männer 20-30 Gramm Fett zu sich zu nehmen am Tag.

Es handelt sich hierbei um Werte, an denen du dich orientieren kannst. Natürlich hängt das in erster Linie von deiner Körperstatur, deinem Stoffwechsel, deiner täglichen Bewegung usw. ab. Frauen sollten eher einen Fettstopp bei 20 und Männer bei 30 Gramm pro Tag machen.

Tabata-Ernährung zum Muskelaufbau

Proteine

Optimal sind 1-2 Gramm Proteine pro Kilo an Körpergewicht. So kannst du dir einfach berechnen, wie viel Eiweiß du benötigst. Dadurch ergeben sich individuelle und genaue Werte.

Eiweiße dienen als Nährstoffe für neue Muskelmasse, die gebildet werden soll. Nimmst du nicht genügend Proteine auf, kann es sein, dass du nur sehr langsam Muskeln aufbaust.

Fette

Sicher fragst du dich, wie viel Gramm Fett du zu dir nehmen darfst täglich.

Für einen Muskelaufbau empfiehlt es sich für Männer bis zu 85 Gramm Fett zu sich zu nehmen am Tag.

Frauen sollten bis zu 70 Gramm Fett täglich zu sich nehmen.

Dies sind Richt- bzw. Normwerte. Männer dürfen etwas mehr Fett zu sich nehmen, da sie von einer größeren Statur sind als Frauen und von dem her einen erhöhten Bedarf haben.

50 Tabata Übungen

Es sei angemerkt, dass für manche Übungen eine Ausrüstung benötigt wird oder Hilfsgegenstände, die sich auch in deinem Haushalt finden lassen wie zum Beispiel einen Stuhl.

Für den Start empfehle ich dir erst mal in Tabata rein zu schnuppern, sollte es dir sehr gefallen und solltest du dich dazu entscheiden, es dauerhaft durchzuführen, dann lohnt es sich, wenn du dir folgende Utensilien zulegst:

- Kettlebell mit einem Gewicht entsprechend deines Fitnesslevels von ca. 2 - 20 kg

- Eine Langhantel am besten mit mehreren Scheiben, die verschieden schwer sind

- Zwei Kurzhanteln von ca. 1 - 25 kg
- Eine stabile Kiste aus Holz
- Eine Klimmzugstange für zuhause, die sich an der Wand befestigen lässt

Tabata Übungen für das Warm-up

Fußkreisel: Stelle dich hüftbreit hin und hebe ein Bein an. Mit dem Fuß des angehobenen Beines kreist du erst in die eine, dann in die andere Richtung. Wiederhole die Übung mit dem anderen Bein. Diese Übung wärmt deine Sprunggelenke auf und minimiert das Verletzungsrisiko.

Hüftkreisen: Stelle dich hüftbreit hin und dann kreise mit deiner Hüfte erst in die eine, dann in die andere Richtung. Achte darauf, dass die Bewegung vor allem aus der Hüfte kommt und weniger aus dem ganzen Körper. Kreise dann in die andere Richtung. Zum Schluss fährst du eine „liegende Acht“ mit der Hüfte, wieder erst nach links, dann nach rechts. Diese Übung mobilisiert dein Hüftgelenk.

Schulterkreisen: Jetzt sind deine Schultergelenke dran. Kreise mit der linken und rechten Schulter im Wechsel nach hinten. Mache nur eine kleine Bewegung, dann kreise nach vorn, wieder im Wechsel links-rechts. Zum Schluss wiederholst du das Schulterkreisen vor und zurück und fährst dabei einen größeren Kreis. Schüttle die Arme kurz aus nach der Übung. Deine Schultergelenke sind nun fit für das Training!

Wirbelsäule mobilisieren: Gehe in den Vierfüßler- Stand, achte darauf, dass deine Hände unter den Schulter- und deine Füße unter den Hüftgelenken liegen. Dann mache ein Hohlkreuz und strecke den Po nach oben. Schaue während dessen nach vorn und hebe den Kopf ein paar Millimeter an. Aus dieser Haltung gehst du ganz langsam und fließend in einen Rundrücken über. Strecke deine Wirbel nach und nach und forme einen Katzenbuckel, spanne den Bauch dabei schön an. Den Kopf ziehst du Richtung Kinn und hältst kurz die Position des Rundrückens. Das Ganze wiederholst du als eine fließende Übung mehrmals.

Squat-Push: Gehe in eine weite Kniebeuge und sinke mit dem Po leicht Richtung Boden, der Oberkörper bleibt dabei aufrecht und der Bauch angespannt. Die Beine stellst du so weit auseinander wie du kannst, deine Fußspitzen sollten aber nach außen zeigen. Dann drückst du die Fersen im Wechsel nach oben so fest du kannst.

Kniebeugen: Kniebeugen sind sehr beliebt und eine ideale Übung für das Warm up. Stelle dich ungefähr schulterbreit hin und gehe dann in die Hocke bis deine Knie maximal waagrecht zu den Oberschenkeln sind. Wenn du magst, darfst du dabei deine Arme nach vorne nehmen, dann fällt dir die Ausführung etwas leichter. Man spricht bei Kniebeugen von einer Mehrgelenksübung, bei denen gleich mehrere große Muskeln mit wirken, hauptsächlich Beine und Po.

Gesprungene Kniebeugen: Wenn du schon vorgewärmt bist, kannst du gegen Ende der Aufwärmphase gesprungene Kniebeugen durchführen. Die kurbeln deine Leistung richtig an und machen dich bereit für das Power Workout. Die Ausführung ist die gleiche wie bei den „normalen“ Kniebeugen, nur dass du, wenn du dich wieder hochdrückst, dabei in die Luft springst. Jumpe so hoch du kannst und spanne die Bauchmuskulatur gut während dieser Übung an. Achte außerdem darauf, dass du wieder sanft auf dem Boden landest nach dem Sprung.

Unterarmstütze: Der Unterarmstütz beansprucht vor allem die Körpermitte. Du befindest dich eigentlich in einer Liegestützposition, nur dass deine Unterarme den Boden berühren und du dich auf diesen statt auf den Handflächen abstützt. Halte Bauchspannung und passe auf, dass du kein Hohlkreuz machst bei dieser Übung. Hauptsächlich geht die Übung auf den Bauch und auch auf die Rückenmuskeln.

Diving Push Up: Stelle dich so hin, dass dein Oberkörper mit deinem Unterkörper einen 90° Grad-Winkel bildet. Deine Füße und Hände berühren den Boden. Dann tauchst du mit deinem Kopf Richtung Boden ohne ihn zu berühren, tauchst wieder auf wobei dein Oberkörper dabei eine wellenförmige Bewegung macht. 5-10 Wiederholungen sollten machbar sein.

Hampelmann: Beim Hampelmann benutzt du gleich mehrere Muskelgruppen auf einmal.

Sicher kennst du die Übung aus deiner Kindheit. Führe Sie erst gegen Ende des Aufwärmens durch, wenn du also schon vorgewärmt bist und langsam zum eigentlichen Training übergehen möchtest. Achte bei der Ausführung darauf, dass deine Knie beide nach außen zeigen und du gut abrollst mit den Fersen beim Sprung. Spanne zusätzlich den Bauch an und federe schön ab.

Knie hochziehen: Laufe auf der Stelle und werde immer schneller. Dann ziehe beim Laufen bzw. Abspringen vom Boden die Knie links, rechts im Wechsel so hoch wie du kannst, am besten bis sich dein Oberschenkel parallel zum Boden befindet. Diese Übung beansprucht vor allem den vorderen Oberschenkel-Muskel.

Tabata Übungen für Anfänger

Einbeinige Kniebeugen für Beginner: Stelle dich ungefähr schulterbreit hin, halte dich mit einer Hand gut an einer Stange fest beziehungsweise stütze dich an ihr ab und gehe dann langsam in die Hocke. Während dessen hebst du ein Bein leicht vom Boden an. Alternativ darfst du auch den Kontakt zum Boden mit dem zweiten Bein belassen indem du dich mit der Fußspitze abstützt. Du solltest maximal in die Knie gehen bis sie waagrecht zu den Oberschenkeln sind. Man spricht bei Kniebeugen von einer Mehrgelenksübung, bei denen gleich mehrere große Muskeln mit wirken. Hauptsächlich Beine und Po.

Ausfallschritte nach vorn: Stehe hüftbreit da und stelle dir vor, du stehst auf einem Zuggleis. Bleibe schön in der Spur bei dieser Übung. Dann machst du einen großen Schritt nach vorn und stellst den Fuß vorne komplett auf den Boden ab. Die Ferse des hinteren Beines ist angehoben. Dein Oberkörper ist aufrecht und dein Gewicht gleichmäßig auf beiden Beinen verteilt. Nimm Schwung, drücke dich gut ab mit dem Bein vorne und ziehe es wieder zurück. Jetzt kommt das andere Bein dran! Du belastest die gleiche Muskulatur wie bei den Kniebeugen bei dieser Übung, nur dass die Gewichtung etwas anders verteilt ist.

Pikes: Nimm die gleiche Stellung ein wie bei der Diving Push Up-Übung. Beuge deine Arme sodass dein Kopf leicht den Boden berührt. Dann drückst du deine Arme durch, damit sie wieder eine gestreckte Position einnehmen.

Anfänger-Klimmzüge: Greife die Stange fest mit beiden Händen und springe hoch. Nun hängst du in der Luft und lässt dich ganz langsam und gleichmäßig wieder runter.

Sprint: Den Sprint führst du entweder draußen oder auch auf deinem Laufband zuhause durch. Du darfst zwischendurch das Tempo etwas herunterfahren, wenn du merkst, dass dich die Übung körperlich überfordert. Bleibe aber nicht stehen sondern schraube nur das Lauftempo etwas hinunter.

Mountain Climber: Gehe in die Liegestütz-Position. Die Übung geht vor allem auf deine Körpermitte und die Schultern. Ziehe die Beine links, rechts im Wechsel zur Brust und dann stelle sie wieder hinten ab. Mache dies so schnell du kannst und achte auf Bauchspannung dabei.

Leg Rais: Lege dich mit dem Rücken auf den Boden und hebe beide Beine im gestreckten Zustand hoch. Beine und Oberkörper sollten einen 90° Winkel bilden. Dann lässt du die Beine ganz langsam herunter- und wieder hochfahren. Das geht vor allem in die untere Bauchmuskulatur.

Plank switching: Gehe in das Körperbrett (Liegestützposition aber statt mit den Handflächen stützt du dich auf den Unterarmen ab). Dann drückst du dich mit den Armen hoch zurück in die Liegestützposition. Hebe erst einen Arm an, dann den anderen. Zum Schluss gehst du von den Handflächen wieder zurück auf die Unterarme. Mache das so schnell du kannst mit viel Bauchspannung.

Diamant-Liegestütz: Gehe in die normale Liegestützposition, dann führst du deine Hände näher zusammen sodass sich deine Zeigefinger und deine Daumen berühren. Knicke den Ellbogen ein und gehe mit geradem Körper langsam Richtung Boden. Dann drückst du dich wieder hoch.

Sit up: Lege dich auf den Boden und stelle deine Beine auf. Dann hebe den Oberkörper an und rolle Wirbel für Wirbel auf. Desto höher du deinen Oberkörper ziehst, umso besser. Ziehe mit deinen Armen zwischen deine Beine hindurch und dann lasse dich langsam wieder herunter.

Rudern: Lege dich unter den Tisch mit ausgestreckten Beinen und halte dich an seinen Kanten mit beiden Händen fest. Dann ziehst du dich an den Kanten hoch bis deine Brust den

Tisch berührt. Lasse dich wieder langsam herunter, so weit bis deine Arme gestreckt sind.

Trizeps Dips: stütze dich an einem Stuhl mit den Handflächen ab und ziehe die Ellbogen hinter dem Körper zusammen. Stütze dich dabei mit den Fersen am Boden ab und dann drücke dich hoch und runter indem du deine Arme beugst und wieder streckst.

Invisible chair: Lehne deinen Rücken an die Wand und gehe in die Kniebeuge bis deine Beine sich in einem 90° Winkel befinden. Halte diese Position einfach nur.

Tabata Übungen für Fortgeschrittene

Burpees: Stelle dich hüftbreit hin, beuge dich nach vorn und stütze dich mit deinen Händen vor den Füßen ab. Dann springst du mit beiden

Beinen nach hinten und legst dich auf den Boden. Anschließend drückst du dich schnell vom Boden hoch in eine Liegestütz-Position und springst mit beiden Beinen nach vorn sodass du in eine Hocke gelangst. Dann drückst du dich nach oben in den Stand und absolvierst einen Sprung dabei. Während dem Sprung nimmst du deine Arme hoch. Burpees werden auch als Strecksprünge bezeichnet.

Könner-Klimmzüge: Im Gegensatz zu der Variante für Anfänger führst du die Klimmzüge hier ohne Sprung aus, du ziehst dich an der Stange hoch und lässt dich langsam wieder herunter. Halte dich gut fest mit beiden Händen und achte auf gerade Handgelenke.

Langhantel-Kniebeugen: Stelle dich schulterbreit hin und lege die Langhantel mit entsprechenden Gewichten auf deine Schultern. Führe Kniebeugen aus und gehe so tief herunter bis deine Oberschenkel parallel zum Boden sind. Achte auf einen geraden Rücken.

Einbeinige Kniebeugen für Könner: Stelle dich ungefähr schulterbreit hin, hebe ein Bein an sodass es nicht den Boden berührt und gehe dann langsam in die Hocke. Du solltest maximal in die Knie gehen bis sie waagrecht zu den Oberschenkeln sind.

Ausfallschritte nach vorn und zur Seite: Stehe hüftbreit da und stelle dir vor, du stehst auf einem Zuggleis. Dann machst du einen großen Schritt nach vorn und stellst den Fuß vorne komplett auf den Boden ab. Die Ferse des hinteren Beines ist angehoben. Dein Oberkörper ist aufrecht und dein Gewicht gleichmäßig auf beiden Beinen verteilt. Nimm Schwung, drücke dich gut ab mit dem Bein vorne und ziehe es wieder zurück. Tippe kurz mit der Fußspitze ohne ganz auf den Boden aufzukommen und dann fahre fort mit dem gleichen Bein und dem Ausfallschritt zur Seite.

Der Ausfallschritt zur Seite gleicht einer weiten Kniebeuge. Gehe schön tief mit dem Po dabei und achte darauf, dass deine Fußspitzen nach außen zeigen. Die Knie drückst du während dem seitlichen Ausfallschritt beide fest nach außen. Gewicht auf beiden Beinen gleich verteilt. Jetzt kommt das andere Bein dran!

Ausfallschritte gesprungen: Stehe hüftbreit da und stelle dir vor, du stehst auf einem Zuggleis. Bleibe schön in der Spur bei dieser Übung. Dann machst du einen Sprung und nimmst ein Bein vor, das andere zurück. Mit dem vorderen Bein landest du auf dem ganzen Fuß, mit dem hinteren nur auf der Zehenspitze. Federe schön ab in den Knien, nimm etwas Schwung und mache wieder einen großen Sprung und versetze die Beine. Zur Veranschaulichung: Du landest nach dem Sprung direkt in der Position des Ausfallschritts.

Langhantel-Pushes: Stelle dich schulterbreit hin und hebe die Langhantelstange auf. Dann drückst du sie nach oben Richtung Decke, die Ellbogen drückst du dabei nicht ganz durch. Anschließend gehst du mit der Stange in die Kniebeuge. Achte auf einen gleichmäßigen Bewegungsfluss.

Kettlebell Swingings: Hierfür benötigst du einen Kettleball Swing. Schulterbreiter Stand, gehe in die Knie und greife den Kettlebell mit beiden Händen. Dann stemmst du ihn hoch und lässt ihn wieder absenken bis zwischen die Beine. Das Ganze führst du mit etwas Schwung aus und sehr schnell. Achte auf einen geraden Rücken während der kompletten Ausführung.

Power-Sprint: Beim Sprint läufst du so schnell du kannst, gib wirklich alles in dieser Zeit.

Kreuzhantel-Thruster: Stelle dich schulterbreit hin. Die Kurzhanteln hältst du auf

Höhe der Schultern. Die langen Seiten der Hanteln zeigen zueinander. Gehe in die Kniebeuge und drücke dich dann wieder hoch. Beim Hochdrücken pusht du gleichzeitig die Kurzhanteln nach oben. Du hörst auf kurz bevor deine Arme komplett durchgestreckt sind. Dann führst du die Kurzhanteln wieder zurück nach unten auf Höhe deiner Schultern und beginnst von vorn.

Box Jumping: Hierfür benötigst du eine Box oder stabile Kiste. Du springst einfach auf sie hinauf und dann schnell wieder herunter. Das wiederholst du so oft du kannst.

Kurzhanteln-Pushes: Du führst diese Übung genau wie die Langhantel-Pushes durch. Der Unterschied ist, dass du zwei kleine Hanteln in den Händen hältst statt einer Stange. Achte darauf, dass du den Push synchron mit beiden Armen ausführst und auf ein stabiles, gerades Handgelenk.

Klassische Liegestütze: Die Übung stärkt vor allem Brust und Trizeps. Aber auch die Körpermitte wird beansprucht, wenn du die Bauchspannung hältst. Drücke dich auf den Handflächen hoch und gehe wieder herunter während dein Körper gerade bleibt. Stütze dich dabei nur auf den Fußspitzen ab.

Standup: Lege dich flach auf den Boden. Deine Arme streckst du oberhalb des Kopfes aus. Dann hebst du Oberkörper und Beine gleichzeitig an und versuchst in die stehende Position zu gelangen ohne deine Arme dabei zu benutzen.

Climber: Gehe in Liegestütz-Position. Dann ziehe im Wechsel links, rechts die Füße nach vorne zur Hand. Linker Fuß zur rechten und rechter Fuß zur linken Hand!

Klapp-Messer: Lege dich flach auf den Boden. Strecke deine Arme aus und richte dann deinen Oberkörper auf. Währenddessen hebst du auch die ausgestreckten Beine nach oben an. Berühre dann mit deinen Fingerspitzen die Zehenspitzen.

Situps mit Gewicht: Diese Übung führst du genauso aus wie die klassischen Sit ups mit dem Unterschied, dass du ein zusätzliches Gewicht in den Händen hältst. Wenn du keine Hantel hast, reicht eine Wasserflasche.

Tabata Übungen für das Cooldown

Vor allem für das Tabata Training ist ein Cool down wichtig. Da du dich stark beanspruchst hast beim Work out und deine Herzfrequenz erst langsam wieder herunter fahren muss, solltest du dich abwärmen. Das ist wichtig sowohl für deinen Kreislauf als auch für ein professionelles Training an sich und unterstützt deine Trainingserfolge.

Zu Beginn schlage ich Cool down Übungen vor wie ein Laufen und schnelles Gehen, diesen folgen Lockerungsübungen und gegen Ende des Abwärmens kommen wir zum Stretching. Die Cool Down Ausführungen habe ich so gewählt, dass sie besonders gut zum Tabata Training passen und deinen Körper optimal herunter fahren.

Laufen: Wenn du das letzte Intervall hinter dir hast, dann laufe dich sozusagen „aus". Strenge dich beim Laufen nicht mehr allzu sehr an, aber achte anfangs noch auf eine gute Geschwindigkeit. Werde einfach während der Übung immer langsamer beim Laufen. Gehe dabei nach deinem Gefühl und höre auf deinen Körper. Auspowern sollst du dich jetzt auf keinen Fall mehr.

Schnelles Gehen: Diese Übung hängst du direkt an die vorherige dran. Gehe einfach fließend über vom Laufen in ein schnelles Gehen. Auch hierbei wirst du immer langsamer, sodass du am Ende der Übung nur noch gemütlich spazierst statt zügig gehst.

Kick nach vorne: Gehe locker auf der Stelle und werfe im Wechsel erst das linke Bein, dann das rechte nach vorne. Du kickst sozusagen mit den Beinen nacheinander während dem Gehen nach vorn.

Fersen drücken: Gehe auf der Stelle und werde dann langsamer. Zum Schluss bleibst du mit den Füßen am Boden und drückst nur noch leicht die Fersen im Wechsel links, rechts vom Boden weg. So nimmst du der Übung das Tempo und fährst deinen Puls dabei langsam herunter.

Side Stretch mit den Armen: Ziehe die Arme im Wechsel nach links, rechts über den

Kopf. Spanne dabei den Bauch leicht an und ziehe deinen ganzen Oberkörper mit zur Seite.

Ein- und Ausatmen mit Schwung: Stelle dich schulterbreit hin. Beim Einatmen hebst du deine Arme hoch, federst ab in den Knien und streckst dich mit Schwung nach oben aus. Sobald du wieder ausatmest, lässt du die Arme und den Oberkörper herunterfallen, federe in den Knien dabei ab. Führe diese Übung ganz gemütlich in deinem Tempo durch, achte nur auf Schwung und eine fließende Bewegung. Wiederhole es mit jedem Ein- und Ausatmen.

Hände zum Boden: Stelle dich hüftbreit hin, strecke die Knie durch und dann lasse beim nächsten Ausatmen den Oberkörper langsam zu Boden fallen. Deine Arme lässt du dabei hängen und ziehst mit den Fingerspitzen Richtung Boden. Wenn du kannst, legst du die Hand auf dem Boden ab. Halte die Stellung und spüre die Dehnung vor allem in deinen hinteren Oberschenkeln.

Oberschenkel dehnen: Stelle dich hüftbreit hin, achte auf einen stabilen Stand. Festhalten als Hilfe für die Balance ist erlaubt. Dann hebe eine Ferse zum Po und halte das Bein hinten fest. Du spürst einen Zug im Oberschenkel vorne bei dieser Dehnung. Wichtig ist, dass du deine Hüfte nach vorne durch drückst, um die Dehnung zu verstärken.

Opener: Stelle dich hüftbreit hin, spanne den Bauch leicht an und ziehe beide Schultern nach hinten unten. Dann atme tief ein und beim Ausatmen öffnest du deine Brust indem du langsam beide Arme feste nach hinten ziehst. Halte die Arme hinten und drücke die Brust raus. So dehnst du deine Brustmuskulatur.

Wie du 5 kg in nur 14 Tagen abnimmst

Vorab möchte ich dir sagen, dass es sich bei meinem Plan um eine Kombination aus Ernährung und Sport handelt. Das Tabata Training unterstützt das Abnehmen enorm, da du nicht nur unheimlich viele Kalorien dabei verbrennst sondern auch deine Fettverbrennung anregst.

Es steht dir frei zu entscheiden, ob du dich an den Ernährungsplan halten möchtest. Fakt ist jedoch, dass du die besten und schnellsten Ergebnisse erzielen wirst, wenn du dich zusätzlich zum intensiven Tabata Training auch an die Ernährungsregeln hältst.

Die Ernährung macht einen großen Teil beim Abnehmen aus, da du grundsätzlich in ein Kaloriendefizit kommen musst, damit dein Körper Fett abbaut. Und dieses Kaloriendefizit erreichst du fabelhaft indem du versteckte Fette und zuckerhaltige Speisen und Getränke weglässt.

Um dir die Gewichts- und vor allem Fettreduktion zu erleichtern, habe ich dir meine Lieblingsrezepte zum Abnehmen aufgelistet. Mit Ihnen nimmst du nicht nur wunderbar ab sondern macht das Abnehmen auch noch Spaß.

Ein gutes, professionelles Training besteht neben dem Hauptteil auch aus Warm-up und Cooldown. Wenn du also bestmögliche Effekte erzielen und die Leistungsfähigkeit deines Körpers enorm erhöhen willst, lasse es nie aus.

Auch das Dehnen zum Schluss solltest du durchführen, denn es gibt und erhält dir die Beweglichkeit, die du brauchst beim Tabata Training.

Über den Trainingsplan: Ich habe für dich zwei verschiedene Pläne erstellt, je nachdem ob du Beginner oder Fortgeschrittener beim Sport bist. Das Kombinieren von einer gesunden Ernährung mit dem Tabata Sport soll dein Fett schnellstmöglich schmelzen lassen und deine Fitness in Kürze auf ein neues Level bringen!

Wenn du diese Pläne 1:1 umsetzt, wirst du garantiert Fett abbauen und deinen Körper dabei in Form bringen.

Für das Auf- und Abwärmen darfst du dir einfach Übungen aussuchen, die du im Kapitel zuvor findest unter „Tabata Übungen für das Warm-up“ und „Tabata Übungen für das Cooldown“. Am Freitag wiederholst du das Montags-Training.

Diese Wiederholung ist bewusst eingebaut, sodass du deine Ausführung der dir bereits bekannten Sporteinheiten verbessern kannst.

Die Technik zu optimieren gelingt nämlich am besten bei Übungen, die man schon kennt.

Alle Beschreibungen zu den Übungen beziehungsweise zur optimalen Ausführung findest du im Kapitel „50 Tabata Übungen“, entweder sind sie unter den Übungen für Beginner oder unter den Übungen für Fortgeschrittene aufgelistet, je nachdem welchen Trainingsplan du für dich ausgewählt hast.

14 Tage-Trainingsplan für Beginner

Der Trainingsplan besteht aus Warm up, Tabata Übungen, Cool down.

Bitte passe unbedingt auf, dass du dich nicht überforderst und die Übungen vor allem genau durchführst um deren Ablauf einzustudieren.

Es geht beim Training immer in erster Linie um eine korrekte und gute Ausführung und nicht darum, so viele Wiederholungen wie nur irgendwie möglich durchzuführen.

Man erhöht die Intensität einer Übung nämlich auch durch eine perfektionierte, genaue und bewusste Ausführung. Das ist oft sogar anstrengender als mehrere Wiederholungen bei einer schlampigen Ausführung durchzuführen.

Da du noch ein Tabata-Beginner bist, ist das Aufwärmen umso wichtiger für dich. Denn um Sportverletzungen zu vermeiden, solltest du sehr gut aufgewärmt sein. Das Training funktioniert so, dass du nach jeder Übung 10 Sekunden Pause machst. Die Übungen selbst führst du für 20 Sekunden durch.

Wichtig ist auch, dass du eine gute Ausdauer mitbringst, ansonsten wird dich dieser Trainingsplan überfordern.

Bitte halte die vorgegebenen Pausen im Trainingsplan ein, denn du benötigst genügend Zeit um zu regenerieren. Sei nicht übereifrig, denn mit zu viel Training erreichst du das Gegenteil von dem, was du möchtest nämlich einen Muskelabbau statt –aufbau.

Du spürst selbst am besten, was dein Körper braucht und wann eine Pause gut wäre. Gern darfst du deshalb zu Beginn auch mal ein Training auslassen, wenn dich zum Beispiel noch der Muskelkater vom vorherigen Training plagt.

Schon nach wenigen Wochen wirst du eine deutliche Verbesserung deiner Kondition merken! Die ersten Erfolge sind die größten, freue dich schon auf die Motivation, die daraus entsteht.

Und jetzt viel Spaß beim Training.

Tag 1-7

Montag

Aufwärmen 10-15 Minuten mit Tabata Übungen für das Warm-up deiner Wahl!

1. Übung: Plank switching
(20 Sekunden durchführen mit maximaler Power, 10 Sekunden Pause machen und dann Übung ein Mal wiederholen)

2. Übung: Sprint
(20 Sekunden durchführen mit maximaler Power, 10 Sekunden Pause machen und dann Übung ein Mal wiederholen)

3. Übung: Pikes
(20 Sekunden durchführen mit maximaler Power, 10 Sekunden Pause machen und dann Übung ein Mal wiederholen)

4. Übung: Leg Rais
(20 Sekunden durchführen mit maximaler Power, 10 Sekunden Pause machen und dann Übung ein Mal wiederholen)

Abwärmen 10-15 Minuten mit Tabata Übungen zum Cool-down deiner Wahl!

Mittwoch

Aufwärmen 10-15 Minuten mit Tabata Übungen für das Warm-up deiner Wahl!

1. Übung: Invisible chair
(20 Sekunden durchführen mit maximaler Power, 10 Sekunden Pause machen und dann Übung ein Mal wiederholen)

2. Übung: Mountain Climber
(20 Sekunden durchführen mit maximaler Power, 10 Sekunden Pause machen und dann Übung ein Mal wiederholen)

3. Übung: Trizeps Dips
(20 Sekunden durchführen mit maximaler Power, 10 Sekunden Pause machen und dann Übung ein Mal wiederholen)

4. Übung: Sit up
(20 Sekunden durchführen mit maximaler Power, 10 Sekunden Pause machen und dann Übung ein Mal wiederholen)

Abwärmen 10-15 Minuten mit Tabata Übungen zum Cool-down deiner Wahl!

Freitag

Wiederholung des Trainings von Montag. Achte dabei besonders auf eine bewusste und saubere Ausführung, da dir die Bewegungsabläufe der Übungen schon bekannt sind. Genieße das Wochenende und nutze es zur Regeneration.

Tag 8-14

Montag

Aufwärmen 10-15 Minuten mit Tabata Übungen für das Warm-up deiner Wahl!

1. Übung: Ausfallschritt nach vorn
(20 Sekunden durchführen mit maximaler Power, 10 Sekunden Pause machen und dann Übung ein Mal wiederholen)

2. Übung: Anfänger-Klimmzüge
(20 Sekunden durchführen mit maximaler Power, 10 Sekunden Pause machen und dann Übung ein Mal wiederholen)

3. Übung: Pikes
(20 Sekunden durchführen mit maximaler Power, 10 Sekunden Pause machen und dann Übung ein Mal wiederholen)

4. Übung: Rudern
(20 Sekunden durchführen mit maximaler Power, 10 Sekunden Pause machen und dann Übung ein Mal wiederholen)

Abwärmen 10-15 Minuten mit Tabata Übungen zum Cool-down deiner Wahl!

Mittwoch

Aufwärmen 10-15 Minuten mit Tabata Übungen für das Warm-up deiner Wahl!

1. Übung: Sprint
(20 Sekunden durchführen mit maximaler Power, 10 Sekunden Pause machen und dann Übung ein Mal wiederholen)

2. Übung: Einbeinige Kniebeugen für Beginner
(20 Sekunden durchführen mit maximaler Power, 10 Sekunden Pause machen und dann Übung ein Mal wiederholen)

3. Übung: Diamant Liegestütz
(20 Sekunden durchführen mit maximaler Power, 10 Sekunden Pause machen und dann Übung ein Mal wiederholen)

4. Übung: Sit up
(20 Sekunden durchführen mit maximaler Power, 10 Sekunden Pause machen und dann Übung ein Mal wiederholen)

Abwärmen 10-15 Minuten mit Tabata Übungen zum Cool-down deiner Wahl!

Freitag

Wiederholung des Trainings von Montag. Achte dabei besonders auf eine bewusste und saubere Ausführung, da dir die Bewegungsabläufe der Übungen schon bekannt sind. Genieße das Wochenende und nutze es zur Regeneration.

14 Tage-Trainingsplan für Fortgeschrittene

Der Trainingsplan besteht aus Warm up, Tabata Übungen, Cool down.

Als Fortgeschrittener solltest du die Sportart Tabata bereits betrieben haben. Das Trainingsprinzip bleibt das Gleiche wie auch bei dem Trainingsplan für Beginner. Nach jeder Übung, die 20 Sekunden durchgeführt wird, machst du 10 Sekunden Pause.

Wichtig ist auch, dass du eine gute Ausdauer mitbringst, ansonsten wird dich dieser Trainingsplan überfordern. Trainierst du weit über deine Belastungsgrenze hinaus und das noch auf Dauer, so schadest du deinem Körper. Du baust nicht nur Muskeln ab durch die ständige Überlastung sondern riskierst auch Sportverletzungen und andere Gesundheitsbeschwerden.

Umso wichtiger ist es, wenn du vor hast sehr intensiv zu trainieren, dich gründlich und lieber etwas länger als zehn Minuten aufzuwärmen. Optimal sind fünfzehn bis zwanzig Minuten, in welchen du alle Gelenke mobilisierst mithilfe der Aufwärm-Übungen und deinen Puls schon mal ordentlich „hochjagst“.

Tag 1-7

Montag

Aufwärmen 10-15 Minuten mit Tabata Übungen für das Warm-up deiner Wahl!

1. Übung: Burpees
(20 Sekunden durchführen mit maximaler Power, 10 Sekunden Pause machen und dann Übung ein Mal wiederholen)

2. Übung: Könner-Klimmzüge
(20 Sekunden durchführen mit maximaler Power, 10 Sekunden Pause machen und dann Übung ein Mal wiederholen)

3. Übung: Power Sprint
(20 Sekunden durchführen mit maximaler Power, 10 Sekunden Pause machen und dann Übung ein Mal wiederholen)

4. Übung: Einbeinige Kniebeugen
(20 Sekunden durchführen mit maximaler Power, 10 Sekunden Pause machen und dann Übung ein Mal wiederholen)

Abwärmen 10-15 Minuten mit Tabata Übungen zum Cool-down deiner Wahl!

Mittwoch

Aufwärmen 10-15 Minuten mit Tabata Übungen für das Warm-up deiner Wahl!

1. Übung: Box Jumping
(20 Sekunden durchführen mit maximaler Power, 10 Sekunden Pause machen und dann Übung ein Mal wiederholen)

2. Übung: Klapp-Messer
(20 Sekunden durchführen mit maximaler Power, 10 Sekunden Pause machen und dann Übung ein Mal wiederholen)

3. Übung: Stand up
(20 Sekunden durchführen mit maximaler Power, 10 Sekunden Pause machen und dann Übung ein Mal wiederholen)

4. Übung: Klassische Liegestütze
(20 Sekunden durchführen mit maximaler Power, 10 Sekunden Pause machen und dann Übung ein Mal wiederholen)

Abwärmen 10-15 Minuten mit Tabata Übungen zum Cool-down deiner Wahl!

Freitag

Wiederholung des Trainings von Montag. Achte dabei besonders auf eine bewusste und saubere Ausführung, da dir die Bewegungsabläufe der Übungen schon bekannt sind. Genieße das Wochenende und nutze es zur Regeneration.

Tag 8-14

Montag

Aufwärmen 10-15 Minuten mit Tabata Übungen für das Warm-up deiner Wahl!

1. Übung: Power Sprint
(20 Sekunden durchführen mit maximaler Power, 10 Sekunden Pause machen und dann Übung ein Mal wiederholen)

2. Übung: Climber
(20 Sekunden durchführen mit maximaler Power, 10 Sekunden Pause machen und dann Übung ein Mal wiederholen)

3. Übung: Ausfallschritte gesprungen
(20 Sekunden durchführen mit maximaler Power, 10 Sekunden Pause machen und dann Übung ein Mal wiederholen)

4. Übung: Könner-Klimmzüge
(20 Sekunden durchführen mit maximaler Power, 10 Sekunden Pause machen und dann Übung ein Mal wiederholen)

Abwärmen 10-15 Minuten mit Tabata Übungen zum Cool-down deiner Wahl!

Mittwoch

Aufwärmen 10-15 Minuten mit Tabata Übungen für das Warm-up deiner Wahl!

1. Übung: Ausfallschritte nach vorn und zur Seite
(20 Sekunden durchführen mit maximaler Power, 10 Sekunden Pause machen und dann Übung ein Mal wiederholen)

2. Übung: Burpees

(20 Sekunden durchführen mit maximaler Power, 10 Sekunden Pause machen und dann Übung ein Mal wiederholen)

3. Übung: Kurzhantel-Pushes
(20 Sekunden durchführen mit maximaler Power, 10 Sekunden Pause machen und dann Übung ein Mal wiederholen)

4. Übung: Langhantel-Kniebeugen
(20 Sekunden durchführen mit maximaler Power, 10 Sekunden Pause machen und dann Übung ein Mal wiederholen)

Abwärmen 10-15 Minuten mit Tabata Übungen zum Cool-down deiner Wahl!

Freitag

Wiederholung des Trainings von Montag. Achte dabei besonders auf eine bewusste und saubere Ausführung, da dir die

Bewegungsabläufe der Übungen schon bekannt sind. Genieße das Wochenende und nutze es zur Regeneration.

14 Tage-Ernährungsplan

Für dich gilt es in den 14 Tagen auf ein paar einfache Dinge bezüglich deiner Ernährung zu achten. Ein leichtes Kaloriendefizit empfiehlt sich, vor allem solltest du deine Ernährungsweise umstellen sodass du nicht nur gesünder isst sondern automatisch weniger Zucker und Fett zu dir nimmst. Aber lies selbst!

Allgemeine Regeln

- Meide Fertigprodukte und unnatürliche Lebensmittel. Kaufe nur Produkte ein, die so wenige Zusatzstoffe wie möglich beinhalten. Solche erkennst du daran, dass die Zutatenliste (siehe Verpackung) kurz ist. Mit frischem Obst und Gemüse kannst du nichts falsch machen! Fertigessen und Fast Food sind tabu.

- Meide Fett. Greife zu fettarmen Proteinquellen ein, Beispiele dafür findest du auf der folgenden Seite. Außerdem kannst du an Fett sparen indem du die Butter streichst und stattdessen eine fettreduzierte Pflanzenmargarine kaufst.

- Streiche zuckerhaltige Getränke und Alkohol. Trinke in der Zeit ausschließlich Wasser ohne Kohlensäure und Kaffe beziehungsweise Tee ohne Zucker. Alkohol hemmt die Fettverbrennung und belastet den Körper, da dieser sich darum kümmern muss, das Gift abzubauen. Erfrischungsgetränke, die Zucker beinhalten und auch Säfte als Durstlöscher meidest du bitte. Ein Glas frisch gepresster Saft am Tag ist allerdings erlaubt.

- Beschränke deine Essenszufuhr auf drei Mahlzeiten am Tag. Snacks und Zwischenmahlzeiten sind nicht erlaubt, nicht mal ein Apfel. Das soll bewirken, dass dein Blutzucker nicht zu häufig ansteigt und dein Körper in der Fettverbrennung bleibt.

Regeln für das Frühstück, Mittag- & Abendessen

Zum Frühstück darfst du Kohlenhydrate zu dir nehmen. Bitte meide Schokoladenaufstriche und greife stattdessen zu Haferflocken als Kohlenhydrat-Lieferanten. Vollkornbrote und Obst sind auch erlaubt. Wenn du es deftig magst, belege dein Brot mit Schinken oder koche dir Eier.

Mittags solltest du dir eine Mahlzeit zaubern, die sowohl aus Kohlenhydraten als auch aus Proteinen besteht. Die Kohlenhydrate sollten aber komplex sein. Greife zu Vollkorn-Reis und Vollkornnudeln! Super geeignet sind zum Beispiel gekochte Kartoffeln mit Spinat und magerem Quark oder auch gedünstetes Gemüse mit einem fettarmen Lachs und Vollkorn-Reis. Fettarme Proteinquellen sind Tofu, Kochschinken, Puten- und Hähnchenfleisch oder Seelachs. Auch Linsen,

Erbsen und Bohnen sind super Protein-Lieferanten.

Beim Abendessen darfst du sparen! Esse nicht zu viel und vermeide Kohlenhydrate so gut es geht. Zum Beispiel könntest du abends einen Salat mit Putenstreifen essen oder einen mageren Quark mit frischen Kräutern deiner Wahl zu dir nehmen. Fettreduzierter Frischkäse, Eiweiß (ohne Eigelb) und Harzer Käse eignen sich ebenfalls hervorragend für dein Abendessen.

Rezepte zum Abnehmen für deine 14 Tage-Challenge

Frühstück unter 300 Kalorien

Coconut Dream Porridge

Kalorien: 143 pro Portion
Portionen: 2

Zutaten:
400 ml Wasser
50 ml Lupinen-Joghurt
1 Ei
75 g Kokosmehl (oder wer mag Haferflocken)
Eine halbe Vanilleschote
25 g Kokosraspel
etwas Honig

Zubereitung: Gebe das Kokosmehl, die Kokosraspel und den Vanille-Mark in eine

Schüssel. Verrühre den Lupinen-Joghurt mit Wasser, gib es in einen Topf und lasse es 3 Minuten lang kochen. Vorsicht: bei geringer Hitze kochen lassen! Dann nimm den Topf vom Herz und rühre ein Ei unter mit Hilfe eines Schneebesens. Lasse alles nochmal ganz kurz kochen. Am Ende gibst du den Honig dazu.

Hauptgericht unter 300 Kalorien

Saftige Spieße mit Mangosalat

Kalorien: 244 pro Portion

Portionen: 4

Zutaten:

550 g Rinderfilet

300 g Brokkoli

250 g Feldsalat

3 EL hochwertiges Olivenöl

Salz + Pfeffer

Zutaten Dip:

1 Mango

1 Chilischote

1 Teelöffel schwarzer Sesam

1 Stück geriebener und frischer Ingwer

1 Knoblauchzehe

2 EL O-Saft

1 TL frischer Zitronensaft

Salz + Pfeffer

Zubereitung: Schneide das Fleisch in Würfelchen und die Brokkoli-Röschen vom Stil. Gebe beides auf Spieße und dann würze es. Schneide die Mango in Würfel, presse den Knoblauch und zerhacke die Schote. Dann legst du alle Zutaten des Dips in einen Behälter und vermischt sie. Die Spieße brätst du in einer Pfanne. Den Dip verteilst du in mehrere Becher.

Abendessen unter 300 Kalorien

Proteinbombe mit Thunfisch & Eiern

Kalorien: 262pro Portion

Portionen: 2

Zutaten:

2 Eier

150 g Thunfisch, eigener Saft und Aufguss

50 g Joghurt

1 TL Paprikapulver, edelsüß

2 TL Kräuter

Salz + Pfeffer

Schnittlauch

Zubereitung: Koche und dann schäle die Eier. Schneide Sie längs auf sodass zwei Hälften entstehen, separiere das Eigelb und lege es bei Seite. Für die Thunfischfüllung vermischt du das Eigelb, den Thunfisch und den Joghurt mit den Kräutern deiner Wahl. Zum Schluss legst du diese Füllung in die halben Eier und gibst Schnittlauch darüber.

Drink unter 300 Kalorien

Citrus-Möhrendrink

Kalorien: 132 pro Portion

Portionen: 2

Zutaten:

Zitronensaft, Honig

150 Gramm Karotten

250 Gramm Kefir

Salz + Pfeffer

Koriander

Zubereitung: Schäle die Karotten und dann rasple sie. Alle anderen Zutaten außer eine Hälfte des Kefirs mixt du zusammen mit den Karottenraspeln. Danach gibst du die zweite Hälfte Kefir dazu und mixt es nochmal durch.

Tipps für dein Training

Nach einer gewissen Trainingszeit fangen oft Motivationsprobleme an. Hier erfährst du ein paar Tipps, mit denen du dich wunderbar selbst für dein Training motivieren kannst. Und das dauerhaft und erfolgreich!

Höre deine Lieblingsmusik beim Training! Das ist ein ganz simpler Tipp, hat aber eine umso größere Wirkung. Musik kann beim Training sehr motivieren und mit der richtigen Wahl wirst du alles geben. Außerdem macht der Sport mehr Spaß, wenn man ihn zu guter Musik durchführt.

Suche dir einen Partner/eine Partnerin für dein Training! Man kann sich nicht nur gegenseitig motivieren sondern das Trainieren macht einfach mehr Spaß zu zweit. Außerdem „belebt Konkurrenz das Geschäft" und das gilt auch für den Sport. Der Schwächere orientiert sich automatisch am Stärkeren und wird bekräftigt, die Übung ebenfalls so intensiv und genau durchzuführen. Da die Körperverfassung jeden Tag eine andere ist, entsteht auch ein Gleichgewicht bezüglich der Konkurrenz und Leistung zwischen Trainingspartnern. Wähle deinen Partner bewusst aus und vergewissere ich, dass er zu dir passt. Du solltest ihn nicht nur nett finden sondern im Optimal-Fall sollte er ungefähr das gleiche Fitnesslevel haben wie du. Das muss aber nicht zwingend sein!

Vor und nach dem Tabata Training solltest du nichts essen sondern nur trinken. Direkt vor dem Work-out gilt es, Speisen zu vermeiden, da dein Magen leer sein sollte, wenn du dich solch extremen, körperlichen Belastungen wie beim Intervalltraining aussetzt. Danach solltest du idealerweise nichts mehr essen, da du so den Nachbrenneffekt auf optimale Weise für dich nutzt.

Tipps zum Abnehmen

Folgende Tipps werden dir dabei helfen, meinen Ernährungsplan durchzuhalten.

Heißhungerattacke, was nun? Früher oder später wird dich das süße Verlangen wohl packen. Manche spielen auch mit dem Gedanken, die Diät oder Ernährungsumstellung abzubrechen. Was du dagegen tun kannst, erfährst du im Folgenden.

- Ablenken solange bis der Heißhunger wieder weg ist

- Möglichst viel Wasser trinken (mindestens zwei Gläser)

- Ein Stück Zartbitter-Schokolade mit sehr hohem Kakaoanteil essen.

- Kaufe keine Süßigkeiten beziehungsweise keine Chips ein und sorge wenn möglich dafür, dass keine zuhause sind.

- Suche ein älteres Foto von dir heraus, auf dem du dir richtig gut gefällst. Betrachte deine damalige Figur und lasse dich so motivieren, dran zu bleiben und deinen Traumkörper schnell wieder zu bekommen!

Fazit

Die Tabata Methode ist die beste um in Kürze seine Wunschfigur oder einen muskulösen, athletischen Körper zu bekommen. Außerdem stärkt man damit nicht nur seinen Körper sondern auch seinen Geist!

Es handelt sich zwar um ein sehr intensives, anstrengendes Training, dafür profitiert man von einer Zeitersparnis und einem unglaublichen Effekt auf Ausdauer, Fitness, Körperform und auf das Gewicht.

Lasse dir aber den Spaß nicht nehmen beim Tabata Training und lasse dazu deine Lieblingsmusik laut laufen oder führe die Übungen zusammen mit Freunden durch. So bereitet es noch mehr Freude sich mal wieder richtig auszupowern! Tabata macht einfach gute Laune, gerade weil es so anstrengend ist.

Beim Trainieren kannst du alles raus lassen und alles geben.

Abzüglich des Auf- und Abwärmens sind es nur 4 Minuten Training, in denen du von dem Workout heraus gefordert wirst! Möchtest du diese vier Minuten investieren um endlich schlank, fit und definiert zu werden?

Ja? Dann wünsche ich dir viel Spaß dabei. Los geht´s!

Haftungsausschluss

Die Umsetzung aller enthaltenen Informationen, Anleitungen und Strategien dieses Buchs erfolgt auf eigenes Risiko. Für etwaige Schäden jeglicher Art kann der Autor aus keinem Rechtsgrund eine Haftung übernehmen. Für Schäden materieller oder ideeller Art, die durch die Nutzung oder Nichtnutzung der Informationen bzw. durch die Nutzung fehlerhafter und/oder unvollständiger Informationen verursacht wurden, sind Haftungsansprüche gegen den Autor grundsätzlich ausgeschlossen. Ausgeschlossen sind daher auch jegliche Rechts- und Schadensersatzansprüche. Dieses Werk wurde mit größter Sorgfalt nach bestem Wissen und Gewissen erarbeitet und niedergeschrieben. Für die Aktualität,

Vollständigkeit und Qualität der Informationen übernimmt der Autor jedoch keinerlei Gewähr. Auch können Druckfehler und Falschinformationen nicht vollständig ausgeschlossen werden. Für fehlerhafte Angaben vom Autor kann keine juristische Verantwortung sowie Haftung in irgendeiner Form übernommen werden.

Urheberrecht

Impressum:

1. Auflage

Kontakt: Jutta Bittner, Marienburger Str. 3k, 63486 Bruchköbel

45066127R00049

Printed in Poland
by Amazon Fulfillment
Poland Sp. z o.o., Wrocław